¿Pasa usted muchas horas frente al ordenador, o debe estar de pie durante largo rato en su trabajo? ¿Viaja frecuentemente en un automóvil, tren o avión? Entonces, usted conoce perfectamente la sensación de estar atrapado en asientos estrechos, por lo que rápidamente empiezan a doler los músculos de la espalda. ¿Pero qué puede hacer para evitarlo? En este libro, por fin encontrará la solución, con la ayuda de un nuevo concepto de ejercicios para fortalecer su espalda, que puede realizar siempre y donde usted quiera de forma totalmente discreta. Así mantendrá sus músculos en forma y evitará padecer molestas contracturas.

Índice

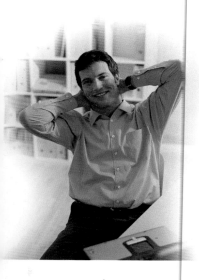

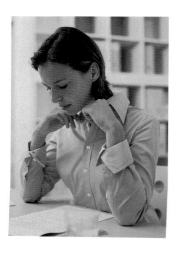

De viaje y muy relajado

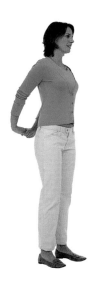

Entrenar la espalda
de pie

Estable y dinámico

El principio: espalda

¿Usted también pertenece a ese grupo de personas que, por motivos laborales, deben permanecer mucho tiempo sentados o de pie? Dolores de espalda, contracturas, dolores de cabeza, y hasta malhumor pueden ser las consecuencias. Pero si sabe cómo está formada su espalda, podrá prevenir el dolor de forma activa y mantener un estado saludable y en forma.

El que es **sedentario**, se **Oxida**

Cada vez más personas sufren dolor de espalda. Generalmente, la causa radica en permanecer en la misma postura durante demasiado tiempo. Es indiferente si usted pasa demasiado tiempo sentado o de pie, ya que su musculatura sólo puede estabilizar una postura específica durante un período corto. Si usted siente cansancio, su cuerpo se afloja y sólo es sostenido por los tendones y tejidos que rodean las múltiples articulaciones. No obstante, estos tendones también sólo pueden sostener durante un tiempo limitado, con lo cual se sentirá incómodo y su espalda empezará a dolerle. Este fenómeno no sólo lo padece la gente sedentaria, sino también los deportistas.

Manténgase en movimiento

La causa del dolor de espalda es obvia: simplemente no estamos hechos para permanecer sentados inmóviles sin nada que hacer, como insectos. ¡Todo lo contrario! La constitución del ser humano está concebida para permanecer en movimiento. Cuando se mantiene prolongadamente en una postura —en el escritorio, en el avión, el autobús, el tren o el automóvil— se sobrecarga la columna vertebral.

¿Trabajo *versus* espalda?

Existe un remedio muy simple contra estas molestias: movimiento. Pero justamente es algo que nos parece irrealizable en el trabajo o cuando estamos de viaje. Por un lado, casi siempre falta espacio para estirarse y por otro lado, muchos temen llamar la atención de sus colegas o compañeros de viaje. Consecuencia: los músculos se debilitan y se acortan cada vez más. Este déficit debe ser compensado por otros músculos y pronto aparecen contracturas a causa de una sobrecarga inadecuada. Comienza el círculo vicioso del dolor. Visto así, el lugar de trabajo realmente no parece un lugar óptimo de vida y ejercitación.

Gimnasia discreta para la columna vertebral

Pero también existen ejercicios que puede practicar mientras trabaja y no por ello son menos efectivos que el clásico entrenamiento de espalda. Lo nuevo y especial de estos ejercicios es que pueden practicarse discretamente y en pocos minutos en la oficina, detrás del mostrador, o atendiendo la caja, así como en el autobús, en el tren o el avión. Nadie le mirará sorprendido, ya que los ejercicios simulan acciones cotidianas y no requieren movimientos amplios ni de gimnasia. Si quiere empezar a practicar, simplemente abra el capítulo de ejercicios prácticos de la página 12. Allí encontrará una serie de ejercicios para los diversos grupos musculares.

Nociones de anatomía

Antes de empezar a entrenarse, vale la pena adquirir algunos conocimientos sobre la estructura de la columna vertebral y los grupos musculares correspondientes. Así usted sabrá cómo está construida la espalda y lo que debe tener en cuenta para fortalecer la musculatura, mantenerla en movimiento y descargar la espalda. Esta es la mejor manera de prevenir dolores.

La columna vertebral

La columna vertebral y el sistema óseo es la estructura básica de nuestro cuerpo. Consta de 24 vértebras divididas en cuatro zonas.

1. Pelvis y cóccix

La base de la columna vertebral está formada por la pelvis y el cóccix. La postura que adopta la pelvis es fundamental para la descarga de las vértebras inferiores. En este punto, incide

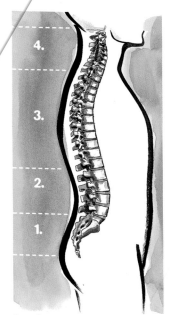

La columna vertebral humana está subdividida en cuatro zonas.

la fuerza de la parte superior del cuerpo sobre las piernas. La postura correcta posibilita enderezar la columna y cuidar así la espalda.

2. Zona lumbar

Por encima de la base se encuentran las vértebras lumbares con sus cinco vértebras grandes. Los dolores en esta zona siempre tienen su

origen en posturas corporales inadecuadas o por permanecer sentados demasiado tiempo. También el agacharse o levantar demasiado peso de forma incorrecta puede ocasionar dolor rápidamente.
Puesto que las vértebras lumbares son más bien rígidas, es importante mantenerlas flexibles mediante movimientos correctos. Una fuerte musculatura dorsal, abdominal y de piernas contribuye considerablemente a estabilizar la columna en esta zona, así como garantizar una fluidez de movimientos armónicos.

3. Vértebras dorsales

Los doce pares de costillas están sujetas a las doce vértebras dorsales y forman la caja torácica. Esta es la zona que más se sobrecarga con el día a día, sobre todo si en su trabajo debe permanecer mucho tiempo sentado. Inconveniente: Puesto que las zonas superiores e inferiores de la columna dorsal deben compensar el déficit, con frecuencia el dolor se siente en otra zona. Realmente no nos percatamos del verdadero origen de las contracturas. Por ello es muy importante ocuparse de ella, cuanto mayor sea la movilidad de las vértebras dorsales mayor es la descarga de las otras zonas de la columna.

4. Vértebras cervicales

La punta de la columna vertebral está formada por las siete vértebras cervicales. Debido a su fragilidad, por lo general excesiva para soportar el peso de la cabeza, muchas personas sufren graves contracturas en esta zona, que llegan a ocasionar fuertes dolores de cabeza debido a la tensión. Para que la cabeza pueda moverse en todas direcciones, estirarse y agacharse bien, es especialmente importante mantener flexible la musculatura y la columna cervical. De esta manera, estaríamos fortaleciendo a la vez la musculatura de la nuca y hombros, y previniendo dolores.

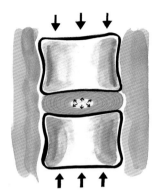

Los discos vertebrales aseguran la distancia entre vértebra y vértebra.

Los discos vertebrales

Las vértebras de la columna no se superponen de forma rígida, sino que están unidas mediante discos vertebrales. Estos actúan como verdaderos amortiguadores, absorbiendo los golpes y vibraciones generados en cada paso y que son transmitidos a la columna vertebral. Cada uno de estos discos que contienen líquido, tienen un centro cartilaginoso, que regula la distancia entre vértebras y posibilita reaccionar de forma individual a las cargas y fuerzas incidentes. Los discos vertebrales actúan como una esponja: durante la noche absorbe y se llena de líquido, y durante el día este líquido es exprimido poco a poco a causa de las cargas.

Problemas de discos vertebrales

A medida que nos vamos haciendo mayores, los discos van perdiendo su capacidad de almacenamiento de líquido —el efecto amortiguador va decreciendo cada vez más. Usted puede contrarrestar este efecto practicando ejercicios para espalda. Las sobrecargas y posturas inadecuadas también favorecen la aparición de dolores; en el caso de fisura en la dermis del disco, el líquido contenido y el cartílago emerge apretando el nervio o la vértebra (hernia de disco).

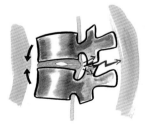

Una sobrecarga presiona el núcleo sobre el nervio de la espina dorsal.

Los pies

En algunos casos, el origen de los dolores de espalda no proviene de la espalda sino más bien bastante lejos de ella: en los pies. Es cierto que la curvatura de los pies, tipo puente, sirve para amortiguar las vibraciones que se irradian a la columna vertebral y descargar así la espalda. Pero este efecto amortiguador generalmente se impide por un calzado inadecuado. Sobre todo si usted, por su trabajo, debe permanecer de pie mucho rato, debería prestar especial atención a su calzado que no debería llevar tacón alto.

Si a pesar de ello debe llevar zapatos de tacón, debería intercalar breves pausas para sus pies en algunos momentos y caminar descalza en cuanto pueda. La razón es, que por culpa del tacón los músculos de las pantorrillas se acortan, lo que perjudica la secuencia natural de movimientos. Y ello, con frecuencia, conduce a fuertes tensiones y contracturas en la espalda.

Ejercicio para «el puente» de los pies

Este simple ejercicio ayuda a descargar los pies, no importa practicarlo sentado o de pie.

1. Quítese los zapatos. Los pies deben estar colocados de forma paralela.

2. Póngase de puntillas.

3. Baje los talones y suba los dedos de los pies hacia arriba.

4. Alterne dedos y talón unas 15 veces.

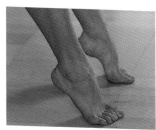

Colocar el peso sobre las puntas...

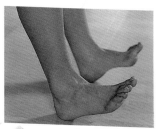

...y luego sobre los talones.

La musculatura como motor

Es cierto que la columna vertebral es la estructura de nuestro aparato motriz, pero son los músculos los que lo hacen móvil. Para que estos mantengan su total capacidad de funcionamiento y no empiecen a doler, usted debe mover estos músculos con regularidad, fortalecerlos y estirarlos. Si usted permanece durante un rato prolongado en una misma postura, por ejemplo, frente al ordenador, los músculos se contracturan y comienzan a doler. En casos graves, incluso pueden formarse fisuras microscópicas, que producen una infección y generan una tensión aún mayor en los músculos.

La coordinación debe funcionar

Como en todos los más de 600 músculos del cuerpo humano, la musculatura de la espalda está ordenada de tal forma, que un músculo o grupo de músculos se contraen hacia un lado y otro/s músculo/s en la dirección contraria. Por ejemplo, los músculos delanteros del cuello tiran de la cabeza hacia delante y los músculos traseros de la nuca y cuello, hacia atrás.

Es esta coordinación la que frecuentemente origina ciertas molestias. Cuando uno de los grupos musculares se contrae con demasiada fuerza, se genera sobrecarga y luego rápidamente dolor.

En el caso de las vértebras cervicales casi siempre son los músculos traseros del cuello y nuca que se acortan debido a una postura inadecuada (por ejemplo, ante el escritorio).

Los grupos musculares

A lo largo de la espina dorsal no trabajan músculos aislados. En cambio se distinguen los grupos flexores y los extensores. Además de ello, la musculatura de la espalda también permite movimientos laterales y de torsión (en cambio los de la rodilla no).

➤ La cabeza se mueve por medio de los músculos del cuello. De manera simple los músculos delanteros y traseros son responsables del movimiento de afirmación y los músculos laterales para girar la cabeza.

➤ En la zona media, la zona dorsal, son los músculos del pecho y de la espalda los que mueven los hombros.

➤ En la zona inferior de la columna vertebral, los músculos abdominales le dan sostén, mientras los músculos de la espalda aportan estabilidad.

información:

MÚSCULOS ABDOMINALES Y DOLOR DE ESPALDA

Los músculos abdominales cumplen un papel importante para prevenir dolores de espalda. Evitan que la columna vertebral se arquee demasiado, lo que produce una sobretensión de los músculos lumbares. Al mismo tiempo, cada gramo de músculo ahuyenta las grasas que, con su peso, exigen demasiado de la columna vertebral.

El entrenamiento
invisible

Entrenar sin moverse: lo que a primera vista parece imposible puede realizarse por el principio isométrico de ejercicios. Los músculos se tensan pero sin realizar ningún tipo de movimiento visible. Otro punto a favor de este tipo de entrenamiento: ya que usted realiza fuerza contra usted mismo, podrá determinar la fuerza de resistencia de forma individual, tensando su musculatura en mayor o menor grado. Así la intensidad del entrenamiento puede adaptarse exactamente a su estado físico y a las circunstancias exteriores en las que lo realiza.

Ejercitación localizada

En la zona de brazos y piernas, el principio es el mismo que en la espalda: un grupo de músculos flexionan una articulación mientras otro grupo lo estira. Y es justamente este principio el que usted puede utilizar en su programa de entrenamiento diario. De esta forma es posible realizar un entrenamiento completo de piernas en unos pocos minutos. Mientras usted entrena en la pierna izquierda los músculos flexores, a la vez en la pierna derecha lo hace con los grupos extensores y viceversa. El mismo principio es válido para la musculatura de hombros y brazos.

A veces, menos es más

Recuerde que en su entrenamiento no es necesario tensar la musculatura al máximo para lograr el efecto deseado. Al contrario, por lo general es suficiente una tensión leve para activar la musculatura.
Lo mismo es válido al estirar, que es tan esencial para la movilidad y flexibilidad de los músculos. Por ello nunca fuerce un estiramiento, la sensación debe ser aun agradable, nunca dolorosa.

consejo:

VESTIMENTA ADECUADA PARA LA ESPALDA

➤ Vista con ropa cómoda: la ropa muy ajustada impide la ventilación.

➤ Evite collares y gargantillas muy estrechas y pesadas. Cargas muy grandes provocan rápidamente contracturas musculares.

➤ Para mujeres con pecho grande: lleve sujetadores de tirantes anchos. Así evita puntos de presión puntuales sobre la musculatura de los hombros.

➤ Si debe llevar corbata: nunca se la ajuste demasiado y abra el botón superior de la camisa. Una leve presión en la garganta puede ocasionar variaciones en la presión sanguínea.

➤ Siempre que pueda lleve zapatos sin tacón. Si por su profesión no tiene otra opción, al menos cámbiese los zapatos para volver de casa al trabajo.

Alimentación
para la
espalda

No sólo la columna vertebral se sobrecarga innecesariamente con cada kilo de más. También las articulaciones de rodillas y caderas. Y a mayor peso también mayor es el riesgo de sufrir artrosis —por lo general un desgaste crónico de las articulaciones— a la vez que la estructura cartilaginosa disminuye. La consecuencia de ello es que las células sensibles alrededor de las articulaciones estimulan los músculos tensándolos demasiado, lo que provoca dolor.

Alimentarse conscientemente

Mejor que cualquier dieta relámpago es el cambio de costumbres alimenticias a una alimentación equilibrada. De este modo, la pérdida de peso es más lenta pero se evita el famoso efecto yoyó. Usted estará delgada/o a largo plazo. Coma a diario tres comidas principales y dos pequeñas

meriendas entre medio, que podrían ser así:
➤ Desayuno: tres cucharadas de cereales con frutas y productos lácteos bajos en calorías. O bien dos rebanadas de pan integral con embutido o queso (magro) o requesón. Acompañado con un puñado de fruta fresca o vegetales crudos.
➤ Al mediodía: una pequeña porción de arroz, patatas o pasta, abundante verdura fresca y ensaladas. Dos veces a la semana pescado o carne magra.
➤ Cena: ensalada mixta con pan o pan multicereales con queso o embutidos. Acompañado por pepino o tomate fresco.
➤ Meriendas: fruta fresca, vegetales crudos o productos lácteos magros.

Beber lo suficiente

Tan importante como alimentarse adecuadamente, lo es beber lo suficiente. Deben ser de dos a tres litros diarios. Si lo quiere saber con exactitud, calcule por cada kilo de peso, unos 40 mililitros de líquido. Pero no beba gaseosas o zumos de fruta con azúcar añadidos. Estos sólo le aportarán calorías extra. Es preferible beber agua, infusiones, té de frutas y zumos rebajados con agua (una parte de zumo y tres partes de agua).
El café y el té verde y negro están permitidos con moderación (hasta dos tazas por día) pero debe acompañarlo con la misma cantidad de agua.

Una comida ligera reduce el peso y descarga la espalda.

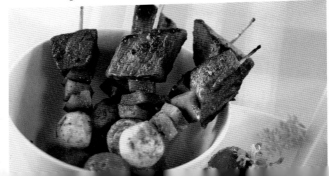

Estar en
forma en la
oficina

Relajado
y concentrado

Para que el trabajo cotidiano en la oficina sea lo más agradable posible, se necesita calma y una buena sensación corporal. A mayor bienestar, mayor motivación y capacidad de trabajo. Con los ejercicios de este capítulo es muy fácil conseguirlo.

Más movimiento en el trabajo

Estamos sentados ante el ordenador, nos sentamos para participar en reuniones o llevamos una conversación importante directamente con nuestro jefe. Es casi imposible evitar pasar sentados la mayor parte del tiempo que estamos en la oficina. Y eso día a día. Por eso es especialmente importante la postura, para que no nos duela la espalda.

Sentarse de forma correcta

La anatomía humana no prevé que estemos sentados durante un tiempo prolongado. Es decir, que estar sentados «correctamente» no existe. Por ello lo más importante es que se mueva lo más posible, por ejemplo variando la posición sentada muchas veces al día y caminando en el lugar, en la oficina. A pesar de ello existen unas reglas que debería proponerse realizar mientras está sentado:

➤ La altura de la silla debe estar regulada de tal manera que pueda apoyar toda la planta del pie sobre el suelo.
➤ Para saber si la altura de la silla es correcta, sus antebrazos descansarán de manera horizontal sobre la mesa.
➤ Puede utilizar una cuña para sentarse (se consigue en las ortopedias). Así la superficie para sentarse está inclinada hacia delante, lo que ayuda a una mejor postura evitando la espalda encorvada.
➤ La pantalla del ordenador debería estar unos 50 cm por delante de los ojos con el fin de mirar sin necesidad de torcer la cabeza; evite una posición oblicua a la pantalla.
➤ Sólo cruce brevemente las piernas por arriba de las rodillas y cambie regularmente el costado para evitar una carga unilateral a la altura de las caderas.

Entrenamiento frente al escritorio

Si usted se lo monta bien, incluso podrá hacer más por su espalda, ya que tanto el escritorio como la silla se dejan utilizar como «aparatos de entrenamiento». De este modo, usted fortalece y estira sus músculos sin que sus colegas se den cuenta de ello. El practicar «entre medio» es importante por que los músculos se van agarrotando a lo largo del día. En este caso no espere hasta llegar a su casa por la noche, haga algo de inmediato. De lo contrario el dolor y la desmotivación harán del ejercicio una tortura.

consejo:

TRABAJAR ACTIVO

Levántese por lo menos una vez cada hora para andar unos pasos.
➤ Deje una botella de agua en la habitación contigua o en la cocina.
➤ Coloque una de las carpetas importantes en un lugar apartado de su escritorio.
➤ Mientras habla por teléfono levántese y camine unos pasos.

Fortalecer
las vértebras
lumbares

Los primeros programas de ejercicios fortalecen el abdomen y la parte baja de la espalda. A la vez aumentan la movilidad de las zonas bajas de la columna vertebral. Lo mejor: no hace falta interrumpir su trabajo.

Sólo dos minutos

Gracias al siguiente ejercicio puede mejorar su postura en un mínimo de tiempo, lo mejor sería varias veces al día.

Girar el abdomen

Empezamos con un ejercicio para mayor movilidad.
1. Siéntese erguido. Coloque las manos sobre la mesa o el teclado.
2. Empuje la barriga hacia delante. A la vez, su pelvis también debe bascular hacia delante diez segundos.
3. Ahora contraiga la barriga. Su pelvis debe bascular hacia atrás, otros diez segundos.
➤ Repetir tres veces.

Piernas flotantes

Un ejercicio para los abdominales.
1. Siéntese erguido. Los brazos apoyados sobre el escritorio. Los pies paralelos sobre el suelo.
2. Eleve ambas piernas hasta que «floten» apenas sobre el suelo. Usted sentirá cómo se tensa la musculatura abdominal.
3. A la vez tense la musculatura de sus brazos, para equilibrar la fuerza.

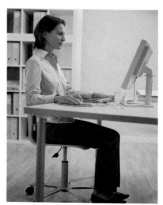

Piernas flotantes.

4. Mantenga la posición unos diez segundos.
➤ Repetir tres veces.

Apoyo dorsal

Este ejercicio fortalece la musculatura de su espalda.
1. Reclínese relajadamente hacia atrás y coloque sus pies paralelamente sobre el suelo.
2. Busque apoyo con sus brazos en el borde de la mesa.
3. Apriete su espalda durante diez segundos contra el respaldo. Respire regularmente.
➤ Repetir tres veces.

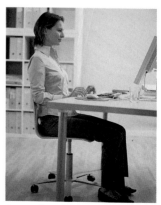

Apoyo dorsal.

Ejercicios rápidos para la espalda

Con este programa rápido, se fortalecen los músculos de la espalda necesarios para mantenerse en posición erguida. Repita también estos dos ejercicios tantas veces como le sea posible.

Pierna flotante contra resistencia

Primero los músculos abdominales…
1. Siéntese erguido. Ambos pies colocados de forma paralela sobre el suelo.

2. Coloque sus manos sobre los muslos.
3. Eleve las piernas hasta que los pies floten sobre el suelo. A la vez presione los muslos con las manos para regular la tensión del abdomen.
4. Mantenga durante diez segundos y respire regularmente.
➤ Repetir tres veces.

Brazo flotante

…luego los músculos de la espalda.
1. Siéntese de forma erguida ante la mesa. Cruce los brazos por delante.

2. Eleve los brazos hacia arriba. Ello hace que la musculatura baja de la espalda se tensiones.
3. Mantenga la tensión unos diez segundos.
➤ Repetir tres veces.

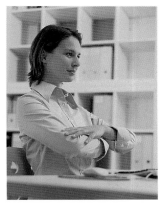

Pierna flotante contra resistencia.   *Brazo flotante.*

información:

CUANTO MÁS DESPACIO, MEJOR

La velocidad con la que se coloca en la posición de salida o la de llegada es decisiva sobre su «invisibilidad». Además, a mayor lentitud y discreción, más efectividad. Y ya que no debe interrumpir el trabajo, nadie se dará cuenta que está haciendo algo por su figura. Tras algunas series de ejercicios comprobará que se habrá convertido en un maestro del arte del ejercicio transparente, sin importar donde esté.

Fortalecer la zona media de la espalda

Al estar sentados, la espalda se sobrecarga debido principalmente a una postura encorvada y hombros descolgados. ¡¡Haga algo contra este proceso!!

Programa rápido para pecho y espalda

Con los siguientes tres ejercicios, usted puede mejorar considerablemente tanto la fuerza como la movilidad de su columna vertebral dorsal.

Rodar los hombros

El primer ejercicio fomenta la movilidad de los hombros.

1. Apoye sus codos sobre la mesa. Las manos sostienen la cabeza como si estuviese pensando en algo.
2. Ahora eche lentamente los hombros y omóplatos hacia atrás, enderezando las vértebras completamente.

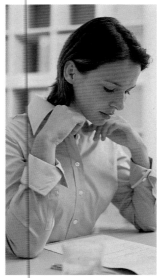

Rodar hombros hacia atrás...

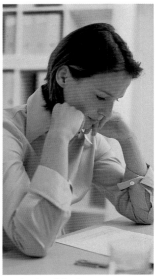

... y hacia adelante.

El movimiento dura aproximadamente diez segundos. Mantenga la tensión unos cinco segundos.
3. A continuación, vuelva a colocar sus hombros lentamente hacia delante y relaje las vértebras. También este movimiento dura unos diez segundos. Mantenga la tensión durante cinco segundos.
➤ Repita tres veces.

Presión pectoral

Con la «presión pectoral», se ejercita una pareja de músculos antagónicos, al igual que en el ejercicio subsiguiente, es decir, músculos que trabajan unos contra otros y reestablecen el equilibrio en la zona alta de la espalda *(ver página 9)*. El primer ejercicio fortalece la musculatura pectoral que tira de los hombros hacia delante.

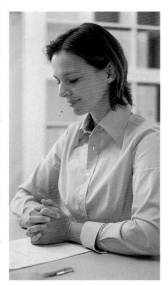

Presión pectoral.

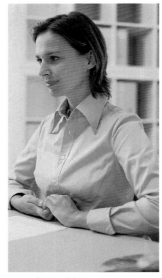

Tirar de espaldas.

entre sí. Los antebrazos están colocados sobre la mesa.

2. Ahora tire de las manos hacia fuera unos diez segundos. No es perceptible ningún movimiento.

3. Afloje la tensión y descanse 30 segundos y vuelva a tirar hacia fuera.

➤ Repita el ejercicio tres veces.

1. Coloque los antebrazos sobre la mesa y entrelace los dedos.

2. Ahora empuje y apriete las manos y dedos firmemente durante diez segundos. Usted sentirá una clara tensión en los músculos pectorales. Casi no es perceptible ningún movimiento.

3. Relaje la tensión y descanse treinta segundos.

Luego vuelva a apretar las manos, una contra la otra, durante diez segundos.
➤ Repita tres veces.

Estirar la espalda

En este ejercicio, se ejercitan los músculos entre los omóplatos, los que tiran de los hombros hacia atrás.

1. Ponga sus manos una con la otra, agarrando los dedos

consejo:

Así puede evitar el entrenamiento unilateral

Si durante el entrenamiento debe detenerse por algún motivo, puede interrumpirlo en cualquier momento y continuar más tarde. Lo importante es que termine las series de ejercicios. Por esa razón, debe intentar recuperar los ejercicios que no pudo realizar, así evitará un entrenamiento unilateral.

Nuca
relajada

El objetivo del siguiente programa es fortalecer su nuca y hacerla flexible.

Dos minutos de estiramientos

Gracias a los estiramientos, es posible reducir los agarrotamientos musculares e incluso evitar dolores de cabeza provenientes de estos agarrotamientos. Lo más importante es mantener una postura correcta y realizar los ejercicios lentamente.

Estiramiento

En este ejercicio, también se realiza un movimiento pequeño. Pero usted sentirá claramente el estiramiento en la musculatura del cuello y en la parte alta de la espalda.

1. Coloque sus manos sobre la mesa. Coloque su torso recto lentamente hasta estar sentado totalmente derecho.

2. Ahora empuje con la cabeza en dirección al techo, como si alguien estuviera tirando de una marioneta hacia arriba con un hilo transparente.

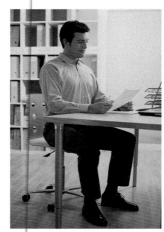

Estirarse...

3. Mantenga el estiramiento durante diez segundos. A continuación, baje lentamente.

➤ Repita el ejercicio tres veces seguidas, mejor si lo hace varias veces al día.

Desperezarse

En este ejercicio también es fundamental realizarlo lo más lento posible. Ya que a menor velocidad, menor posibilidad de que los demás se percaten de su entrenamiento y mayor efectividad.

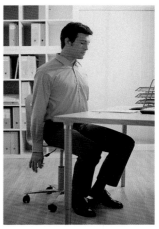

... desperezarse.

1. Siéntese sobre su silla y deje colgar los brazos hacia abajo.

2. Luego vaya irguiéndose lentamente. Empuje los brazos y omóplatos fuertemente hacia abajo. A la vez, estire la cabeza hacia arriba. Usted sentirá un estiramiento en el cuello y la zona dorsal. Tómese su tiempo: en total puede tardar unos diez segundos.

3. Relaje los músculos y descanse durante treinta segundos.

➤ Repetir tres veces.

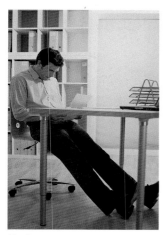

Flexionar.

Flexionar

Para terminar, estirará otra vez la espalda al completo.

1. Deslícese bien hasta el borde de la silla y reclínese hacia atrás; estire las piernas.

2. Los brazos están sobre los muslos. Coja una hoja o un documento entre las manos.

3. Incline la cabeza hacia delante hasta que su mentón toque el pecho como si estuviese totalmente ensimismado para estudiar con tranquilidad el documento que tiene entre las manos.

➤ Sienta cómo se estira su espalda unos 30 segundos.

... y dos minutos de fortalecimiento

Fortalecer la musculatura es igual de importante que estirarla para soportar las cargas del día a día en la oficina.

El pensador

Un ejercicio de fortalecimiento para los músculos rectos del cuello.

1. Apoye los codos sobre la mesa y ponga sus manos sobre las sienes.

2. Apriete la cabeza contra las manos sin que se observe movimiento alguno.

3. Mantenga la tensión durante diez segundos. Descanse durante treinta segundos.

➤ Repetir tres veces.

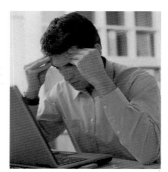

El pensador.

El meditabundo

Ahora les toca a los músculos laterales del cuello.

1. Coloque la mano izquierda sobre el lado izquierdo de la cara y apoye su rostro en ella.

2. Ejerza una presión con la mano contra la cabeza sin moverse. Sienta cómo se tensan los músculos laterales del cuello. Mantenga durante diez segundos.

3. Descanse durante un minuto antes de cambiar lentamente de lado para presionar con la mano derecha sobre el mismo lado del rostro.

➤ Repita la secuencia hasta completar tres veces por cada lado.

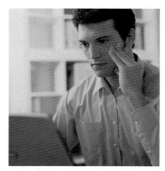

El meditabundo.

Brazos, hombros y piernas

La última secuencia se encarga de entrenar la musculatura de brazos, hombros y piernas. Aproveche el orden anatómico de sus músculos: un músculo flexiona la articulación, el músculo contrario lo tensa. De esta manera, se entrena la musculatura sin realizar movimientos.

La parte superior

No sólo la musculatura abdominal y dorsal favorece una buena postura, también colaboran unos brazos y hombros fuertes.

Bíceps y tríceps

Primero el ejercicio para los brazos…

1. Apoye los antebrazos sobre la mesa. La mano derecha abajo con la palma hacia arriba. La mano izquierda arriba con la palma hacia abajo.

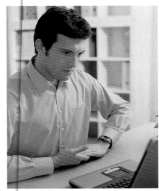

Bíceps y tríceps.

2. Presione a la vez con la derecha hacia arriba y con la izquierda hacia abajo. Esto hace que se tensen su bíceps en el brazo derecho y el tríceps en el izquierdo. Importante: procure no realizar movimiento.

3. Mantenga durante diez segundos.

4. Gire las manos, la derecha hacia arriba y la izquierda abajo. Ejerza presión y mantenga durante otros diez segundos.

➤ Repita el ejercicio tres veces.

Hombros fuertes

… luego los hombros.

1. Coloque las manos con las palmas hacia abajo, una

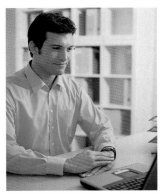

Hombros fuertes.

encima de la otra, sobre la mesa. Los codos están ligeramente flexionados.

2. Ejerza una presión hacia arriba con la mano que está abajo. La mano que está arriba resiste la fuerza. De esta manera, se tensan los músculos delanteros del hombro correspondiente a la mano que está abajo, y en el brazo contrario, los músculos posteriores del hombro.

3. Mantenga durante diez segundos.

4. Cambie ahora la posición de las manos, la que está abajo la coloca arriba y viceversa. Ejerza tensión durante unos diez segundos.

➤ Repita tres veces.

La parte inferior

Cuanta más fuerza en las piernas, mayor facilidad para mantener la espalda erguida.

Flexiones invisibles de rodillas

Empiece con un ejercicio de fuerza para la musculatura de las piernas.

1. Siéntese erguido, tocando con la base de la columna el respaldo, bien hacia atrás.
2. Tense los músculos de las piernas como si fuese a ponerse de pie. Eleve un poco las nalgas de la silla.
3. Después de diez segundos, baje lentamente, descansar treinta segundos.
➤ Repetir tres veces.

Extensión y flexión de piernas

Un ejercicio para los músculos anteriores y posteriores de los muslos.

1. Cruce las piernas de tal manera que el pie izquierdo descanse por detrás del pie derecho sobre el suelo.
2. Empuje la pierna izquierda hacia delante como si quisiera extenderlo. Con la pierna derecha ejerce la fuerza contraria. Así entrena el extensor de la pierna izquierda y el flexor de la pierna derecha.
3. Mantenga la tensión durante diezsegundos y cambie luego las piernas.
➤ Tres veces por cada lado.

Estiramiento de nalgas

Después, un ejercicio para los músculos de las nalgas.

1. Cruce la pierna izquierda sobre la derecha de tal manera que el tobillo izquierdo se apoye justo por arriba de la rodilla de la pierna derecha que está firmemente asentada sobre el suelo.
2. Apoye el brazo izquierdo sobre el muslo, cerca de la rodilla izquierda.
3. Enderece el torso y empuje con el brazo izquierdo sobre la rodilla izquierda hacia abajo hasta sentir el estiramiento de la nalga izquierda.
➤ Después de mantener treinta segundos, cambie de pierna y estire el lado derecho.

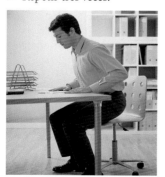

Flexión invisible de rodilla.

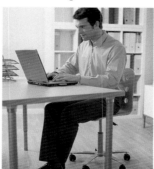

Extensión y flexión de piernas.

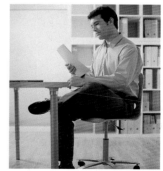

Estiramiento de nalgas.

De viaje y muy relajado

De esta manera llegará a su destino descansado

¿Suele viajar con frecuencia? Entonces este programa es perfecto para usted. Existen mini-ejercicios para cada situación que le ayudarán a prevenir dolores de espalda, estimulando la circulación sanguínea y disminuyendo el riesgo a sufrir trombosis.

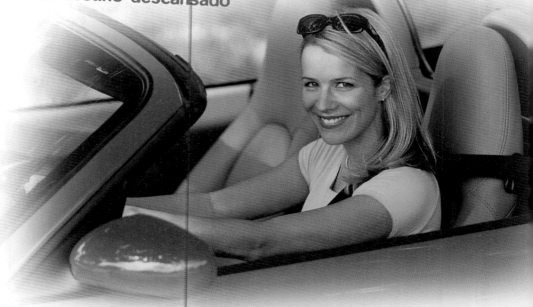

El
movimiento
es
vida

El mayor problema de viajar es permanecer sentado durante tiempo excesivo, sobre todo si no viaja en su vehículo y no puede parar cuando lo desee.

Permanecer durante mucho tiempo en una misma postura sobrecarga la espalda unilateralmente.

Los músculos se agarrotan, la circulación se resiente y los órganos no se oxigenan de manera óptima.

Este mecanismo no sólo provoca dolores de espalda, sino que también ocasiona problemas digestivos.

En muchos casos, también dolores de cabeza, cansancio y contracturas.

Realizando una serie de movimientos simples, o un programa de ejercicios, puede contrarrestar estos síntomas con eficacia.

Viajar relajado

Los siguientes consejos deberían ayudarle a llegar lo más descansado posible a su destino. Un papel muy importante es la posición de estar sentado.

El asiento

Es importante que se que preste especial atención a tener ambos pies sobre el suelo, si no está conduciendo. La musculatura de las piernas ayudará a estabilizar la columna vertebral. Un alza para el asiento (disponible en ortopedias) le ayudará a mantener erguida la zona lumbar de la columna, para aligerar los discos intervertebrales.

El respaldo

Si puede regular el respaldo, colóquelo en la posición más vertical posible. Razón: para la zona lumbar de la columna, la posición fisiológica óptima es levemente inclinada hacia la cavidad abdominal. Si el respaldo está demasiado inclinado, la columna se deforma curvándose hacia atrás (espalda encorvada). En esta posición, los discos son empujados hacia atrás, lo que en casos extremos puede provocar un prolapso de los discos intervertebrales.

Intente mantener su torso lo más erguido que pueda, así evitará una sobrecarga de los discos y de la musculatura de la zona alta de la columna. Si desea dormir un poco, se recomienda colocar un pequeño cojín en la nuca, lo que evitará un estiramiento excesivo de la musculatura del cuello.

Mantenerse en movimiento

La premisa más importante cuando estamos de viaje también es ¡manténgase siempre en movimiento! Intente variar con frecuencia su posición en el asiento. Haga pausas. Estar inquieto en el asiento y realizar pausas con frecuencia da la impresión de nerviosismo, pero es lo más conveniente para el aparato motriz.

En el **avión** y en el **tren**

Espacio reducido, muchas horas sentado… y eso sin descanso. Quien viaja en avión o en tren no puede realizar las paradas que desee como si fuese el conductor de su propio vehículo.

Sin embargo, existen un par de ejercicios muy efectivos que puede realizar sin apenas espacio y prácticamente de forma imperceptible. Son muy beneficiosos.

Ejercicios estando sentado

Para los siguientes ejercicios, ni siquiera debe abandonar su asiento. Además, son beneficiosos tanto para la musculatura de las piernas como de la espalda.

El movedizo

Active sus músculos de las piernas y la «bomba muscular». La sangre es bombeada activamente hacia el corazón.

1. Siéntese cómodamente. Coloque las manos sobre sus muslos.

2. Suba y baje rápidamente las puntas de los pies como si estuviese nervioso.

3. Repita este movimiento durante veinte o treinta segundos, antes de bajar la planta de los pies al suelo.

➤ Repita este ejercicio cada 15 minutos.

Presión de aductores

Este ejercicio activa los músculos internos de los muslos y brazos activando la circulación.

1. Coloque las manos en el lado interno de las rodillas.

2. Ejerza una presión apretando las rodillas durante diez segundos, a la vez que con las manos ejerce la presión contraria. No se realizan movimientos.

3. Sienta la tensión en los muslos y brazos antes de aflojar la tensión. Descanse.

➤ Repita tres veces.

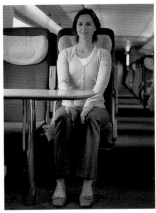
Presión de aductores.

La presión de abductores

A continuación, activará la musculatura externa de sus muslos y brazos.

1. Coloque las manos sobre la cara externa de las rodillas.

2. Empuje las piernas hacia fuera y con sus manos ejerza la fuerza contraria. A pesar de que tampoco haya un movimiento perceptible, usted sentirá claramente la tensión de la musculatura de piernas y brazos.

3. Mantenga la tensión durante diez segundos y luego descanse durante treinta.

➤ Repetir tres veces.

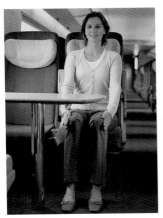

Presión de abductores.

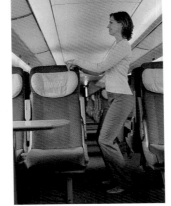

Flexiones.

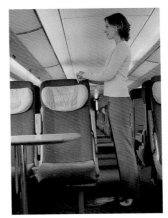

Pantorrillas.

Vamos al gimnasio

A pesar de que en el pasillo del tren o el lavabo del avión sólo dispone de pocos metros cuadrados son suficientes para realizar unos ejercicios que le devolverán su vitalidad.

Flexiones

El siguiente ejercicio entrena toda la musculatura del muslo. Lo puede realizar en el pasillo o en la ventana del tren.

1. Colóquese con las piernas algo separadas. Apóyese con ambas manos.

2. Doble levemente las rodillas y respire profundamente.

3. Ahora, estire las rodillas y espire a la vez.

➤ Realice tres series de diez repeticiones.

Pantorrillas

Así fortalece sus pantorrillas y su circulación.
Un aporte importante para disminuir el riesgo de trombosis.

1. Póngase de pie muy erguido y elévese 20 veces sobre la punta de los pies.

2. Si puede, mueva los brazos al tacto, si pierde fácilmente el equilibrio puede sujetarse en una pared o un asiento.

3. Durante todo el ejercicio, inspire y espire con ritmo. Nunca contenga la respiración.

➤ Realice tres series de diez repeticiones.

Variante: Camine rápidamente sobre el lugar durante treinta segundos, elevando sus rodillas lo máximo posible y acompañe el movimiento con los brazos o sujétese, sin mover los brazos.

Simplemente desconectar

Después de realizar estos ejercicios, vuelva rápidamente a su asiento, allí le esperan dos ejercicios respiratorios de relajación.

Aunque alguna vez tenga dificultad para relajarse por que está de camino a una reunión importante, estos ejercicios pueden ayudarle. Independientemente de lo que ocurra a su alrededor: desconecte.

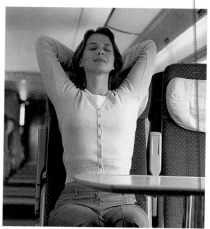

El despertar.

El durmiente

1. Reclínese y cruce los brazos sobre el pecho.

2. Cierre los ojos y respire tranquilamente con el abdomen.

3. Imagine que está en una hermosa playa y escucha el rugir de las olas. Su respiración acompaña el ritmo de las olas.

➤ Relájese un par de minutos.

El despertar

Un ejercicio que todos hacen y todos pueden ver.

1. Siéntese erguido y reclínese.

2. Cruce los brazos detrás de la cabeza. Los codos hacia arriba o al costado.

3. Estírese como si estuviese despertando.

información:

RIESGO DE TROMBOSIS

Si debe permanecer sentado sin moverse durante mucho tiempo, existe el riesgo de que se forme un coágulo de sangre en las venas de sus piernas y padezca una trombosis. Cuando este coágulo se desprende y llega a la arteria pulmonar, recibe el nombre de embolia de arteria pulmonar. Su vida corre peligro y debe recibir atención médica de inmediato.

Factores de riesgo para una trombosis:

➤ Falta de movimiento (factor principal).

➤ Personas con antecedentes y várices.

➤ Falta de líquido en el cuerpo.

La manera más efectiva de evitar una trombosis en viajes largos es beber líquidos regularmente y realizar el suficiente ejercicio como para estar en movimiento. Si ya padece algún problema circulatorio, se recomienda usar medias de compresión que puede conseguir en farmacias u ortopedias.

De viaje en su

vehículo

Viajar en su automóvil puede ser muy duro, ya que el tránsito, la concentración y estar sentado prolongadamente, favorecen la rápida aparición de una sobretensión en la zona cervical. En cambio, la musculatura de la espalda y extremidades inferiores va perdiendo su tono muscular progresivamente, cuanto más largo sea el viaje.

Antes de partir

Generalmente, después de un largo viaje en un automóvil, la nuca suele estar agarrotada y dolorida, y las piernas cansadas e hinchadas. Se tarda algún tiempo hasta volver a recuperar la vitalidad. Usted puede disminuir esta fase de reestablecimiento realizando regularmente ejercicios durante el viaje. Así vuelve a activar siempre su musculatura, activa la circulación y permanece concentrado.

Una buena planificación

Un viaje relajado comienza antes de iniciar el viaje: planificándolo y al cargar el equipaje.

➤ Antes de iniciar el viaje haga una lista con todos los elementos necesarios.

➤ Repártalos en varias piezas de equipaje.

➤ Llévese sólo aquellas cosas que realmente sean necesarias, así evita cargas superfluas y gasto innecesario de gasolina.

➤ Intente que su equipaje no pese demasiado.

➤ Alterne cargar su equipaje cambiando de un brazo a otro; se recomienda llevar una mochila, así evitará una carga unilateral de su espalda.

Cómo cargar correctamente el vehículo

Es recomendable cargar el equipaje pesado sobre los ejes traseros. Coloque una manta en el borde para poder apoyarse con todo el cuerpo sobre el vehículo. Así evita coger las cargas desde la espalda.

Si es necesario, apóyese con una mano.
Apóyese también si sólo desliza el equipaje dentro del maletero para ordenar.
Así usted tiene más fuerza y cuida su espalda.

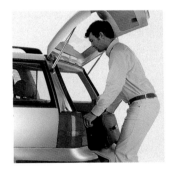

Con una manta evitará ensuciarse.

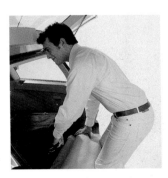

Apoye su cuerpo con una mano.

Ejercicios **rápidos** para el **conductor**

El ejercicio más importante para el conductor es regular el asiento de la forma correcta. Así disminuye el riesgo a sufrir dolores de espalda y favorece un viaje relajado, ya que, además, sólo en la posición correcta usted puede controlar su vehículo con total seguridad.

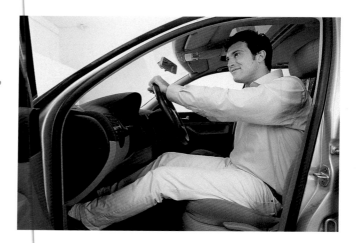

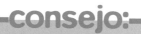
consejo:

ERRORES MÁS FRECUENTES A LA HORA DE SENTARSE

➤ El asiento demasiado hacia atrás, debe poder estirar las piernas completamente.

➤ El respaldo está muy inclinado. No ofrece resistencia en situaciones peligrosas y además provocan dolores de espalda.

➤ El reposacabezas está muy bajo.

La postura correcta

Piense siempre en lo siguiente: la posición en el vehículo es cosa de costumbre. Aunque al principio le parezca «raro», en poco tiempo se acostumbrará a la postura correcta.

1. Siéntese en su automóvil y regule el asiento de tal forma que sus piernas no estén totalmente estiradas al apretar los pedales.

2. Lo siguiente es colocar el respaldo lo más vertical posible, así usted tiene más apoyo y cuida su musculatura dorsal.

3. Ahora regule el volante del vehículo. Al coger el volante en la parte superior con ambas manos, los codos deben estar ligeramente flexionados. Las manos deben estar bastante más arriba de los hombros.

4. Y para terminar, preste atención a la posición del reposacabezas. Si está bien colocado puede salvarle la vida en caso de accidente. Reclínese hacia atrás y presione con la cabeza el reposacabezas: la altura debe alcanzar justo el medio de su cabeza.

Durante el viaje

Los siguientes tres ejercicios le ayudarán a mantener la agilidad de sus músculos durante el viaje. Muy importante: Realícelos en tramos de carretera rectos y con poco tráfico. En la ciudad y en tramos con curvas es conveniente concentrarse totalmente en la calle y en su automóvil.

Pelvis y nalgas

Este ejercicio activará la parte baja de su columna.

1. Apriete las nalgas durante diez segundos.

2. No mantenga la respiración, respire tranquilamente durante el ejercicio.

➤ Repetir tres veces.

Presión abdominal

Un ligero entrenamiento abdominal.

1. Active durante diez segundos sus músculos abdominales empujando su abdomen hacia delante.

2. Respire tranquilamente. Afloje la tensión y descanse durante treinta segundos.

➤ Repita tres veces.

Estiramiento de la nuca

Concédale un respiro a su agarrotada nuca.

1. Baje la barbilla y estire la cabeza hacia arriba.

2. Mantenga la posición durante diez segundos. Usted sentirá un ligero estiramiento en la nuca.

➤ Tres veces en total.

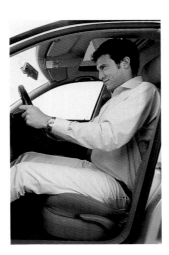

consejo:

COMER Y BEBER

Ingerir los alimentos adecuados y beber el suficiente líquido le ayudarán a llegar relajado a su destino.

➤ Cuando viaje, coma sólo alimentos ligeros.

➤ Atienda a una ingestión de alimento regular, así evitará cansancio por falta de energía.

➤ Especialmente indicado durante el viaje: fruta.

➤ Evite los dulces como chocolates, y barritas con chocolate, así como galletas de harina refinada, ya que elevan rápidamente el nivel de azúcar en sangre y sólo nos aportan energía durante un breve período. Después de diez o treinta minutos el aporte energético disminuye rápidamente y esto puede ocasionar gran cansancio. Aumenta el riesgo de accidentes.

➤ Beba abundantemente y con regularidad. La mujer por lo menos de 1,5 a 2 litros de agua, el hombre necesita más, de 2 a 2,5 litros.

Diez minutos de
work-out en
el área de descanso

Dentro de su automóvil aparcado, puede practicar ejercicios sin que lo observen. Este programa corto es también ideal en días lluviosos. Apague el motor y ponga música movida. Los primeros tres ejercicios activarán su circulación. A continuación, siga un programa de estabilización para su columna.

Andar de puntillas

1. Siéntese en el asiento del acompañante, regule el respaldo hasta quedar totalmente reclinado y deslice el asiento lo más atrás posible.

2. Siéntese con la espalda erguida y coloque sus manos sobre los muslos.

3. Eleve los talones quedando de puntillas y a continuación bájelos.

➤ Repita durante un minuto.

Carrera de vallas

1. Eleve alternativamente las rodillas, estirando la pierna hacia delante como si fuera a saltar una valla. Las manos reposan sobre los muslos.

➤ Durante treinta segundos respirando tranquilamente.

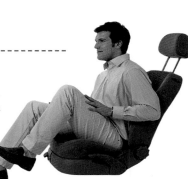

Carrera

1. Eleve las rodillas alternativamente lo más alto y rápidamente hacia su mentón. Los brazos quedan flexionados.

2. Acompañe el movimiento ligeramente con brazos y torso. Respire tranquilamente.

➤ Treinta segundos de carrera.

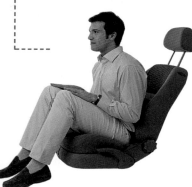

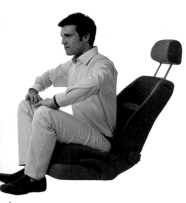

Músculos abdominales rectos

1. Siéntese muy erguido; coloque las manos sobre las rodillas.

2. Ejerza presión con ambas manos apretando las rodillas hacia abajo, a la vez que intenta elevarlas. A pesar de que no se realiza ningún movimiento, usted sentirá claramente la tensión en los abdominales.

3. Mantenga durante diez segundos.

➤ Descanse durante treinta segundos y repita el ejercicio tres veces.

Espalda

1. Entrelace las manos a la altura del ombligo. Los codos miran hacia fuera.

2. Enderece su torso y busque apoyo con los pies sobre el suelo.

3. Ahora tire de sus manos para separarlas sin soltarse. No se realizan movimientos.

4. Sienta la tensión en la musculatura dorsal y mantenga durante diez segundos antes de relajar.

➤ Repita el ejercicio tres veces.

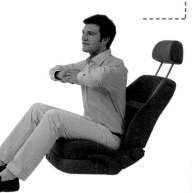

consejo:

ADIÓS AL CANSANCIO

En los viajes largos, pasado un tiempo todos peleamos con el cansancio. El motivo está claro: la falta de movimiento y falta de oxigenación en músculos y cerebro. Esto provoca una producción aumentada de ácido lácteo en los músculos. Y esta hace que los músculos se sientan cansados y débiles. ¡Pero usted puede hacer algo para contrarrestarlo!

➤ Andar algunos pasos activa la circulación de los músculos. De esta manera mejora el suministro de oxígeno en el tejido y la sensación de cansancio disminuye. Así que aproveche cualquier ocasión para caminar unos pasos.

➤ Como máximo después de dos horas de viaje camine durante cinco minutos rápidamente durante dos o tres minutos.

➤ Inspire profundamente para absorber suficiente oxígeno.

Estiramientos a conciencia

Durante un viaje, uno pasa mucho tiempo sentado y apenas se mueve. Esto provoca que los músculos se acorten y su aparato motriz se sienta rígido y pesado. No sólo su espalda sufre por estar largo tiempo sentado, también la circulación de sus piernas se ve reducida. Con el siguiente programa, podrá realizar los estiramientos correctos y de forma apenas perceptible.

Baje del vehículo y busque un lugar tranquilo o siéntese en el asiento del acompañante.

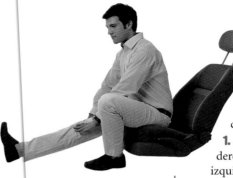

Estiramiento de muslos

Así evita un acortamiento de músculos.

1. Siéntese y estire la pierna derecha. Eleve la punta de los pies hacia arriba y sujete con ambas manos su muslo derecho.

2. Incline el cuerpo erguido hacia delante. Usted notará claramente el estiramiento en la parte posterior de su pierna.

➤ Mantenga la posición durante treinta segundos y cambie de pierna.

Estiramiento de nalgas

Para mejorar la movilidad de las caderas.

1. Coloque el pie derecho sobre su rodilla izquierda. La rodilla derecha se muestra hacia fuera.

2. Apoye ambas manos sobre la rodilla derecha.

3. Enderece el torso al máximo y empuje la rodilla derecha hacia abajo. Sentirá el estiramiento en la nalga derecha.

➤ Mantenga durante treinta segundos y cambie de lado.

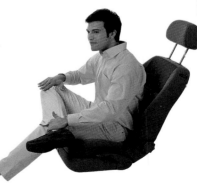

consejo:

AIRE FRESCO

Asegúrese de tener aire fresco durante el viaje. Abra las ventanas y respire diez veces profundamente. Verá cómo le ayuda a recuperar su vitalidad y a concentrarse.

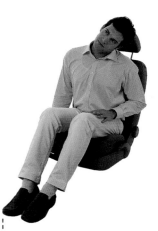

Estiramiento de pecho

Puesto que la función de la musculatura pectoral es tirar los hombros hacia delante, permanecer sentado tanto tiempo puede ocasionar una gran presión sobre el tórax. Esto puede evitarse.

1. Siéntese erguido y coloque sus manos sobre sus muslos.

2. Lleve sus hombros hacia atrás como si quisiera unir los omóplatos. Activar la musculatura entre los hombros y omóplatos relaja la musculatura pectoral.

➤ Mantenga durante diez segundos. Respire tranquilamente.

Estiramiento de cervicales

El agarrotamiento de los músculos en la zona de la nuca provoca dolores de cabeza y falta de concentración. Con el siguiente ejercicio puede prevenirse.

1. Coloque las manos sobre sus muslos.

2. Baje el hombro derecho hacia abajo, e incline la cabeza con cuidado hacia la izquierda. Usted sentirá un estiramiento en el lado derecho de la nuca.

➤ Mantenga la tensión durante treinta segundos y cambie de lado.

Renovar fuerzas

Antes de seguir con el viaje renueve su energía.

1. Apoye la cabeza hacia atrás. La cabeza está sobre el reposacabezas. Estire las piernas lo máximo posible. Las manos apoyadas sobre los muslos con las palmas hacia arriba.

2. Cierre los ojos y respire profundamente.

3. Durante diez segundos, tense todos los músculos de su cuerpo. A continuación, relájese durante treinta segundos.

4. Inspire profundamente por última vez antes de continuar el viaje.

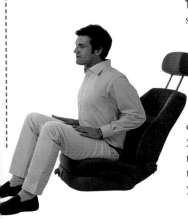

Entrenar
la espalda
de pie

Compensación para su columna vertebral

Permanecer de pie mucho tiempo puede ser tan incómodo como permanecer mucho tiempo sentado. ¡Pero no debe ser necesariamente así! Incluso si ha de estar mucho tiempo de pie, usted puede evitar dolores e incomodidad rápidamente con estos ejercicios sencillos. Usted puede hacer mucho por su espalda realizando los ejercicios que proponemos en este capítulo, mientras espera el autobús o está en una cola interminable esperando su turno en la caja de un supermercado.

Permanecer de pie de forma móvil

No sólo el hecho de permanecer sentado carga excesivamente la espalda, sino que estar de pie también, ya que después de estar parado un rato la tensión muscular cede. La zona lumbar de la columna vertebral tiende a «caerse» hacia la cavidad abdominal. Y si usted ya tiene una columna curva, una lordosis lumbosacra algo marcada, este problema es importante. En una posición incorrecta, tanto las vértebras como la musculatura estabilizadora se ven sobrecargadas, ocasionando rápidamente dolor de espalda. Para prevenir este problema de forma eficiente, es importante estar siempre en movimiento mientras se esté de pie —siempre y cuando lo permitan las circunstancias. Aproveche el tiempo para mimar su cuerpo, en la mayoría de ocasiones, con un par de pasos es suficiente para volver a activar la musculatura y descargar la espalda.

El hilo invisible

No sólo la zona lumbar de la columna vertebral sufre al estar mucho tiempo de pie. También las zonas medias y altas de la columna se agarrotan. Los hombros caídos y una mala postura en la parte dorsal de la columna contribuyen a que la musculatura dorsal ya sobrecargada sufra contracturas. El resultado: dolores de cabeza y hombros duros y doloridos.
Para evitarlo existe un truco: Imagínese que alguien estuviese tirando de usted hacia arriba con un hilo invisible, como una marioneta.
Esto hace que automáticamente se endurezca toda su columna vertebral, y las articulaciones y los músculos sólo reciban la carga correcta.
Acuérdese siempre que pueda del hilo invisible. Porque cuanto más tiempo se mantenga en una posición erguida, menos problemas y molestias de espalda sufrirá.

consejo:

EJERCICIOS AFTERWORK PARA LA ESPALDA

A continuación, un ejercicio muy simple para estirar los músculos cortos de la columna vertebral y movilizar las articulaciones de la columna después de un día agotador: la joroba de gato.

1. Colóquese a cuatro patas, sobre sus rodillas y manos. Las manos justo por debajo de los hombros y las rodillas por debajo de las caderas.

2. Curve su espalda hacia arriba durante diez segundos, desperécese como un gato cuando despierta.

3. Después, baje la columna y repita el ejercicio tres veces tras un breve descanso.

4. Para terminar, recuéstese sobre la espalda con las piernas flexionadas. Los pies reposan sobre el suelo. Deje los brazos al lado del cuerpo y coloque un pequeño cojín debajo de su cabeza. Quédese unos minutos en esta posición. Respire pausadamente.

Fortalecer
las
piernas

Lo principal para mantener una postura erguida es la columna, seguida por la musculatura de las piernas. Sólo unos músculos bien estirados y fuertes posibilitan una columna recta y un andar erguido. En cambio si, por ejemplo, los músculos traseros de los muslos son demasiado cortos usted no podrá alzar la zona lumbar de la columna de forma óptima, originando una presión demasiado elevada sobre los discos intervertebrales y las articulaciones vertebrales. Lo mismo sucede si la musculatura es muy débil. Un ejemplo, para subir una escalera, cada pierna debe tener la suficiente fuerza como para elevar el cuerpo completo. Si esta fuerza falta en cada escalón, usted debe realizar un movimiento compensatorio para llegar al siguiente escalón. Estos son

los movimientos, si bien pequeños, los que rápidamente generan contracturas de músculos y dolores de espalda y muslos.

Permanecer de pie correctamente

Es aconsejable practicar delante de un espejo la forma correcta de estar de pie, para que efectivamente ayude a descargar la espalda. Es posible evitar muchas molestias de espalda con apenas una corrección de la postura.

1. Colóquese con los pies paralelos sobre el suelo. Las puntas a la misma altura.
2. Las piernas abiertas justo a la altura de las caderas, las rodillas no deben estar muy estiradas ni muy flexionadas, sino en una posición neutra en que los muslos están levemente tensados.
3. Con ayuda de la musculatura abdominal corrija la posición de la zona lumbar de la columna vertebral: a mayor tensión de los abdominales, menor es la

curvatura lumbar. Si por naturaleza su curvatura lumbar ya es demasiado pronunciada, usted siempre debería ejercer una presión contraria abdominal al estar de pie *(ver página 41)*.
4. Enderece su torso y eche los hombros hacia atrás. Así también la zona cervical de la columna se endereza.
5. Sienta cómo su columna se relaja al estar cargada de forma uniforme.

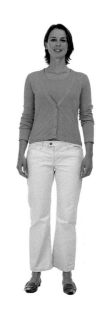

Caminar de forma correcta

Al igual que es posible ejercitarse para estar de pie correctamente, también se puede practicar el caminar. De esta manera, además de mejorar su postura usted fortalece la musculatura de sus piernas, nalgas y de la parte baja de la espina dorsal.

Andar a cámara lenta

Practique tranquilamente el posicionamiento correcto y el movimiento del pie al dar cada paso, en casa.

1. Primero, colóquese de pie de forma correcta *(ver ejercicio página 36).*

2. Eleve lentamente la pierna izquierda. El pie flota sobre el suelo. Sienta la tensión necesaria para mantener el equilibrio en los músculos de la nalga.

3. Lleve la pierna lentamente hacia delante, subiendo conscientemente la punta de los pies.

4. Coloque el talón izquierdo sobre el suelo y lleve el peso atentamente hacia delante

pasando por toda la planta del pie izquierdo, por el lado externo, hasta la punta del pie.

5. Ejerza una presión con los dedos para elevar el pie.

6. A la vez, eleve lentamente la pierna derecha y repita todo el proceso con el otro lado.

➤ Practique caminar en cámara lenta varias veces con cada pie. La mejor forma de controlar si lo hace correctamente es delante del espejo.

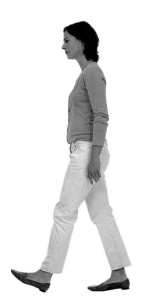

información:

MALOS HÁBITOS FRECUENTES AL CAMINAR

Al caminar, casi siempre cometemos los mismos errores. Simplemente observe a la gente. Aprenda de los errores típicos al caminar y mejore su forma de hacerlo.

➤ Los pies se apoyan con toda la planta sobre el suelo y no sólo con el talón.

➤ Al pasar el peso hacia delante, con frecuencia se realiza por el lado interno en lugar del externo. Esto provoca el llamado *Knickfuss* —con cada paso la pelvis se «cae» hacia abajo. Esto se transmite a la columna vertebral. A lo largo del día los discos intervertebrales y las articulaciones sufren y se cargan excesivamente.

➤ La falta de fuerza en los muslos hace que la pierna no sea levantada y llevada hacia delante de forma correcta, sino que es tirada lateralmente hacia adelante. Como si una pierna fuese arrastrada.

En el **trabajo**
o haciendo **cola**

No importa si trabaja en unos grandes almacenes, detrás del mostrador o si está esperando el autobús: puede practicar ejercicio en todo momento y en todo lugar. Tenga siempre presente que el programa de ejercicios es más discreto cuanto más lento los realice.

Fuerza en todas partes

Estos ejercicios mejoran la fuerza muscular de las piernas.

Pinza de pie

Así entrena los músculos de sus pies, incluso puede compensar deformaciones de los pies.
1. Colóquese erguido. Los brazos sueltos a ambos lados del cuerpo.
2. Agárrese firmemente con sus dedos a sus zapatos durante diez segundos. Sentirá claramente la tensión en la planta de los pies.
➤ Repetir tres veces.

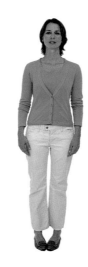

Presión de pie

Este ejercicio fortalece pies y muslos a la vez.
1. Póngase de pie, erguido y con las piernas juntas. Los brazos cuelgan a ambos lados.
2. Ahora empuje con las puntas de los pies uno contra otro. Sienta cómo se contraen los músculos de los pies y de los muslos.
3. Mantenga la presión durante diez segundos.
4. Tras un breve descanso, apriete los talones uno contra otro durante diez segundos.
➤ Repita tres veces alternando.

Apretar las rodillas

Para fortalecer la musculatura de sus muslos,
1. Colóquese de forma relajada y junte las piernas.
2. Apriete firmemente las rodillas una contra otra, hasta que sienta claramente la tensión en sus muslos.
3. Relaje después de diez segundos, haga un breve descanso de treinta segundos.
➤ Repita tres veces.

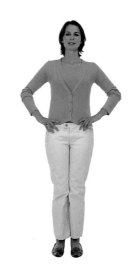

El talón

Ahora le toca a la musculatura trasera de los muslos.

1. Coloque el pie derecho por delante del izquierdo, de manera que el talón toque la punta del pie. El pie derecho en un ángulo de 45° hacia fuera.

2. Empuje con el talón sobre la punta del pie. El pie no se levanta del suelo. Sienta la tensión en la musculatura trasera del muslo.

3. Cambie los pies después de diez segundos.

➤ Tres veces por cada lado.

Balancearse

A continuación, un ejercicio para el sentido del equilibrio y fuerza.

1. Colóquese con las piernas ligeramente abiertas. Los brazos cuelgan por ambos lados.

2. Traslade lentamente el peso sobre la pierna derecha, hasta que la planta del pie izquierdo apenas tenga contacto con el suelo.

3. Después de unos segundos, traslade el peso sobre la pierna izquierda.

➤ Repita el ejercicio tres veces.

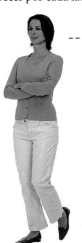

Tiro

Ahora entrenaremos la musculatura delantera de los muslos que estabilizan las rodillas.

1. Cruce los brazos por delante del pecho y traslade el peso sobre la punta del pie izquierdo.

2. Empuje el suelo con la punta del pie hasta sentir una tensión fuerte en los muslos.

3. Cambie de pierna después de diez segundos.

➤ Tres veces con cada pierna.

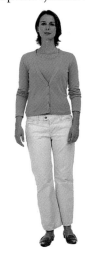

Fortalecer
la zona media
del cuerpo

La musculatura abdominal tiene papel fundamental al estar de pie. Cuanto más pueda controlarla menos molestias de espalda. Al fin y al cabo, son sus músculos abdominales los que regulan la posición de su columna vertebral lumbar: si usted los tensa al estar de pie, se disminuye la lordosis (curvatura de la columna) en la parte baja de la columna. Al revés, a menos tensión muscular abdominal, mayor grado de su lordosis. Los especialistas lo llaman lordosis lumbosacra. Con esta postura incorrecta, los músculos prácticamente no le otorgan estabilidad a la columna, por lo que la espalda se encuentra excesivamente sobrecargada. Consecuentemente, pasado algún tiempo aparece un malestar y una sensación de rigidez en la zona lumbar de la columna vertebral. Y esto va en aumento.

Fuerza muscular equilibrada

Si usted tiene la fuerza de sus músculos dorsales y abdominales en equilibrio, podrá contrarrestar sin grandes esfuerzos este mecanismo doloroso. La musculatura abdominal aporta estabilidad a la columna por delante y la musculatura dorsal por atrás.

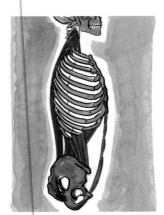

La musculatura abdominal y de la espalda estabiliza la columna vertebral de forma conjunta.

Ejercicio abdominal básico

Este ejercicio requiere su tiempo. Practique delante del espejo hasta que adquiera el control de sus músculos abdominales. Usted precisa una sensación corporal para poder tensar su musculatura abdominal acorde a la situación. Sobre todo, preste especial atención en cómo se modifica la postura de la zona lumbar de la columna vertebral. Vamos allá:

1. Colóquese de forma erguida con las piernas abiertas a la altura de las caderas. Las puntas de los pies ligeramente hacia fuera.

2. Apoye sus manos sobre las caderas, así podrá sentir los movimientos de la pelvis.

3. Tense sus músculos abdominales. A la vez, vuelque su pelvis ligeramente hacia delante. Sienta cómo su abdomen se introduce, y cómo se endereza la zona lumbar de la columna. Respire tranquilamente.

4. Mantenga la tensión durante diez segundos.

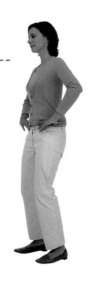

➤ Repita el ejercicio varias veces al día. Apenas sienta un malestar en la espalda tense la musculatura abdominal. Así descarga su espalda.

Fuerza de caderas

Este ejercicio ejercita los músculos horizontales y transversales de su abdomen.

1. Póngase de pie con las piernas juntas. Apoye sus manos sobre las caderas o déjelas colgando relajadamente.

2. Eleve ligeramente la mitad derecha de su pelvis, hasta que su pie flote apenas sobre el suelo. Traslade el peso corporal sobre la pierna derecha. Sienta cómo se activan los músculos laterales del abdomen.

3. Mantenga la postura unos diez segundos, descanse brevemente y cambie de lado.

➤ Repita el ejercicio tres veces de cada lado.

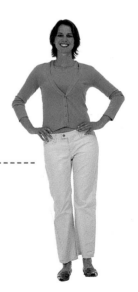

información:

RECOMENDACIONES PARA PERMANECER QUIETO

Muchas de las tareas domésticas que se realizan de pie, como planchar, pueden llevarse a cabo con una pequeña ayuda para «descargar» la espalda. Un pequeño taburete o una escalerita transportable son adecuados para ello. Coloque un pie sobre la ayuda, alternando cada diez minutos. El cesto de la colada también debería estar a la misma altura que la tabla de planchar. De esta manera, evitará agacharse con frecuencia. El mismo efecto se consigue con un pequeño taburete en el cuarto de baño en el cual apoyar un pie mientras se cepilla los dientes. No olvide que algunas tareas domésticas (como lavar la verdura) también pueden realizarse estando sentado. Así que cambie de postura tantas veces como le sea posible.

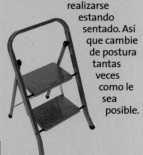

Presión de nalgas

Este ejercicio entrena a la vez su zona genital, la musculatura de las nalgas y la musculatura abdominal. Con frecuencia, olvidamos la musculatura de las nalgas, a pesar de ser muy importante para andar y estar de pie como, por ejemplo, subir escaleras. Sólo el hecho de tensar alternadamente la musculatura pélvica nos permite subir la pierna y colocarla en el escalón siguiente.

1. Colóquese de pie y cómodo. Deje los brazos colgando.

2. Apriete las nalgas fuertemente y sienta cómo se tensa la musculatura. Mantenga la tensión durante algunos segundos.

➤ Repetir cuantas veces quiera.

Ejercicio de combinación

Ahora combine el ejercicio abdominal básico y la presión de nalgas. Así logra una tensión abdominal máxima.

1. Póngase derecho de pie y cruce las manos delante del abdomen.

2. Tense la musculatura abdominal y vuelque la pelvis hacia delante-arriba. A la vez apriete las nalgas.

3. Apriete suavemente con sus manos contra el abdomen y sienta claramente la tensión en sus músculos.

4. Mantenga la tensión durante diez segundos.

➤ Repetir tres veces.

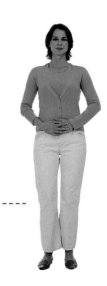

Espalda
y parte
superior

Con los siguientes ejercicios, puede entrenar específicamente la musculatura de la espalda y de su torso. De esta forma, usted obtendrá una mejor sensación corporal, lo que le posibilitará adoptar una mejor postura aun en días muy estresantes.

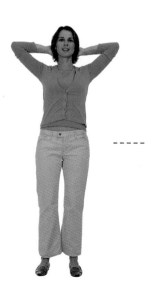

Descanso fortalecedor

Las bases del entrenamiento invisible ya las conoce: movimientos conscientemente lentos. Como en los demás ejercicios, en estos también es sumamente importante respirar de manera tranquila durante la tensión de su musculatura, nunca debe aguantar el aire.

La mariposa

Con este ejercicio, fortalecerá los extensores de la espalda y en especial los músculos superiores de la nuca.

1. Póngase de pie muy derecho y cruce las manos por detrás de la cabeza. Abra los codos hacia los lados.

2. Enderécese completamente como si alguien le tirara de un hilo transparente hacia arriba.

3. Presione lentamente con las manos contra su cabeza. Sienta cómo se tensa la musculatura de la nuca.

4. Mantenga la tensión unos diez segundos.

➤ Repetir tres veces.

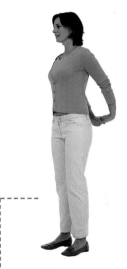

El prisionero

Ahora entrene los músculos anchos de la espalda y estire los músculos pectorales.

1. Colóquese derecho de pie. Entrelace las manos por detrás de la espalda.

2. Suba lentamente los brazos hacia atrás-arriba. Sentirá cómo se activan los músculos dorsales. Los músculos pectorales se estiran.

3. Mantenga la tensión durante diez segundos y luego baje los brazos.

➤ Repetir tres veces.

Bodycheck

El siguiente ejercicio fortalece pecho y espalda.

1. Introduzca sus manos en los bolsillos del pantalón o en el borde de la falda. Brazos y codos muy juntos al cuerpo.

2. Apriete los codos contra su cuerpo. Tense los músculos de espalda y pecho.

3. Mantenga durante diez segundos.

➤ Repetir tres veces.

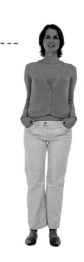

Aleteos

Ahora le toca a los hombros.

1. Introduzca las manos en los bolsillos o en el borde de la falda.

2. Intente levantar los brazos lateralmente sin soltar las manos. No se realiza ningún movimiento.

3. Sienta claramente cómo se activa la musculatura de los hombros. Mantenga la tensión durante diez segundos y relaje lentamente.

➤ Repita tres veces.

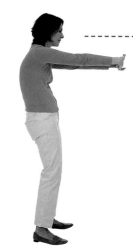

El jorobado

En la zona de los omóplatos, los músculos se agarrotan con rapidez. Esto le ayudará.

1. Póngase derecho de pie, entrecruce las manos y estire las manos hacia delante (las palmas de manos hacia afuera). La espalda se curva a la altura del pecho.

2. Sienta el estiramiento entre los omóplatos. Mantenga durante diez segundos.

➤ Repita el ejercicio varias veces al día.

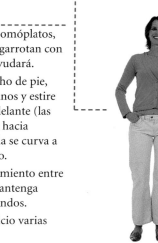

consejo:

ESTIRARSE Y DESPEREZARSE

Se trata de un ejercicio simple y muy beneficioso, que seguramente usted ya practica todas las mañanas: desperezarse con ganas. Aproveche cada oportunidad a lo largo del día para subir sus brazos por encima de su cabeza. Estírese con decisión hacia arriba, así activará toda su musculatura dorsal y prevendrá una espalda encorvada. La parte baja de la columna también puede descargarla en la cama. Para ello, coloque los pies sobre la cama con las piernas ligeramente flexionadas y empuje alternadamente las rodillas hacia delante. La pelvis se eleva ligeramente del colchón.

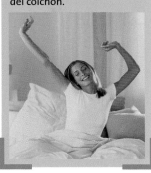

Elevar de frente

Ejercicio para hombros fuertes.

1. Coloque las manos delante del abdomen y enganche sus dedos en el borde del pantalón o falda. Los codos están algo flexionados por delante del cuerpo.

2. Intente subir los brazos contra la resistencia de la ropa. Usted sentirá la tensión en los hombros.

3. Mantener la tensión durante diez segundos y relajar.

➤ Repetir varias veces.

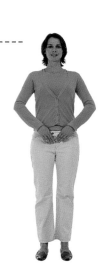

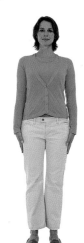

Estar firmemente parado

Para finalizar un ejercicio de fuerza sencillo para todo el cuerpo.

1. Póngase de pie. Los brazos cuelgan a ambos lados, las manos sobre los muslos.

2. Con las manos, ejerza presión sobre los muslos. Sentirá cómo se activa la musculatura de todo el torso.

3. Mantenga la tensión durante diez segundos.

➤ Repita tres veces.

Buscar, encontrar

Índice alfabético

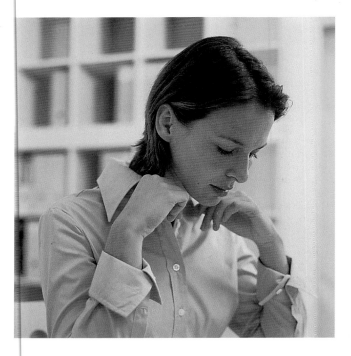

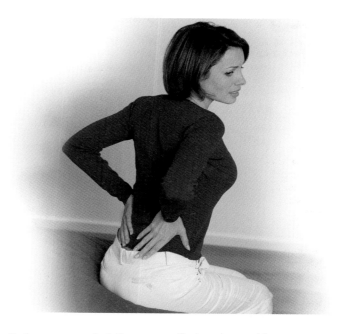

Sobre el autor

Achim Schmauderer, nacido en 1969, es médico, terapeuta deportivo y masajista. Desde hace varios años, ejerce en su propia consulta en Speyer, con especialización en Terapias manuales, Vertebroterapia/quiropraxia, Terapia neuronal y medicina deportiva alternativa, Rehabilitación y gimnasia para la columna vertebral. Con sus conocimientos sobre el aparato locomotor, ha hecho diversas apariciones como especialista en diversos programas de televisión y radio. Además de practicar ciclismo y fitness su afición preferida es el estudio de Medicina en la Universidad de Heidelberg.

Indicación importante

Los consejos que aparecen en este libro han sido cuidadosamente seleccionados y confirmados en la práctica. Aconsejamos a todos aquellos lectores que decidan por sí mismos si desean y en qué medida, seguir los consejos de este libro. El autor y la editorial no asumen responsabilidad civil alguna de los resultados.

Fotografía

Producción fotográfica: Tom Roch.

Otras imágenes e ilustraciones:
Estudio Bischof: pág. 11; Icónica: pág. 34; Jump: contratapa: pág. 45 (abajo izquierda); Picturepress: pág. 4; Niké Schenkel: págs. 6, 7, 40; Zefa: pág. 22.

Agradecimientos

A las siguientes empresas por la prestación sin cargos de Styling y fotografías:
C & A Munich
Benetton, Munich

Créditos

Copyright © EDIMAT LIBROS, S. A.
C/ Primavera, 35
Polígono Industrial El Malvar
28500 Arganda del Rey
MADRID-ESPAÑA

Publicado originalmente con el título
Wirbelsäulengymnastik
©2005 por Gräfe und Unzer Verlag GmbH, Munich
Derechos de propiedad intelectual de la traducción a
español: 2006 © por Edimat Libros

Colección: Sentirse bien
Título: Ejercicios para la espalda
Autor: Achim Schmauderer
Traducción realizada por: Traduccions Maremagnum MTM

Impreso por: Cofás
ISBN: 84-9764-797-1
Depósito legal: M. 366-2006

IMPRESO EN ESPAÑA – *PRINTED IN SPAIN*